Der lieben Franzi[illegible]

zum Geburtstag 3 Jahre

v. Oma u. Opa

Dieses Buch will Anstoß zu Gesprächen zwischen Eltern und Kindern geben. Die Idee dazu hatte ein Mütterarbeitskreis anläßlich eines Kurses der Paritätischen Familienbildungsstätte in München, die täglich in ihrer Beratungstätigkeit mit dem Problem der Entführung von Kindern konfrontiert wird. Um Kinder nicht mit falschem Mißtrauen zu belasten, hat die Müttergruppe beschlossen, den »lieben Onkel« im Buch als »Fremden« zu bezeichnen.

Zu der Arbeitsgruppe gehören:
Trixi Haberlander, Daniela v. Hallberg (Projektleitung), Elisabeth Jonek, Renate Kollmer, Margot Kramp, Heidi Lindenthal, Regina Moser-Schuhmann, Elisabeth Olzog, Bärbel Polack.

20 99 98 97

Printed in Germany
ISBN 3-7707-6257-6

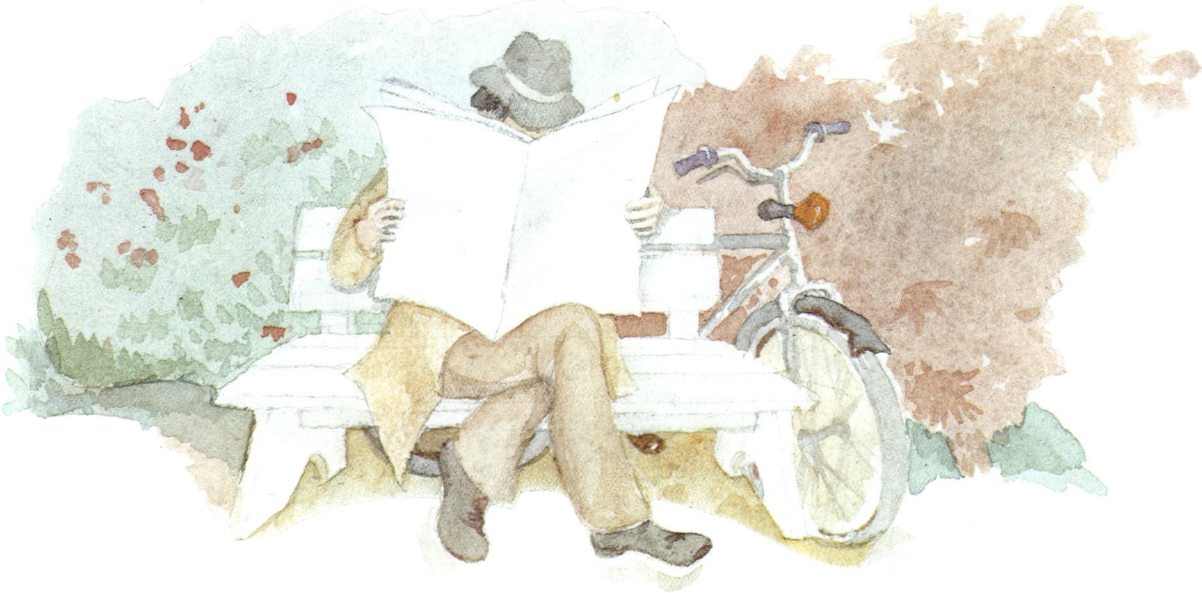

Geh nie mit einem Fremden mit

Geschrieben von Trixi Haberlander
in gemeinsamer Arbeit mit einer Müttergruppe
Mit Bildern von Ursula Kirchberg

Ellermann

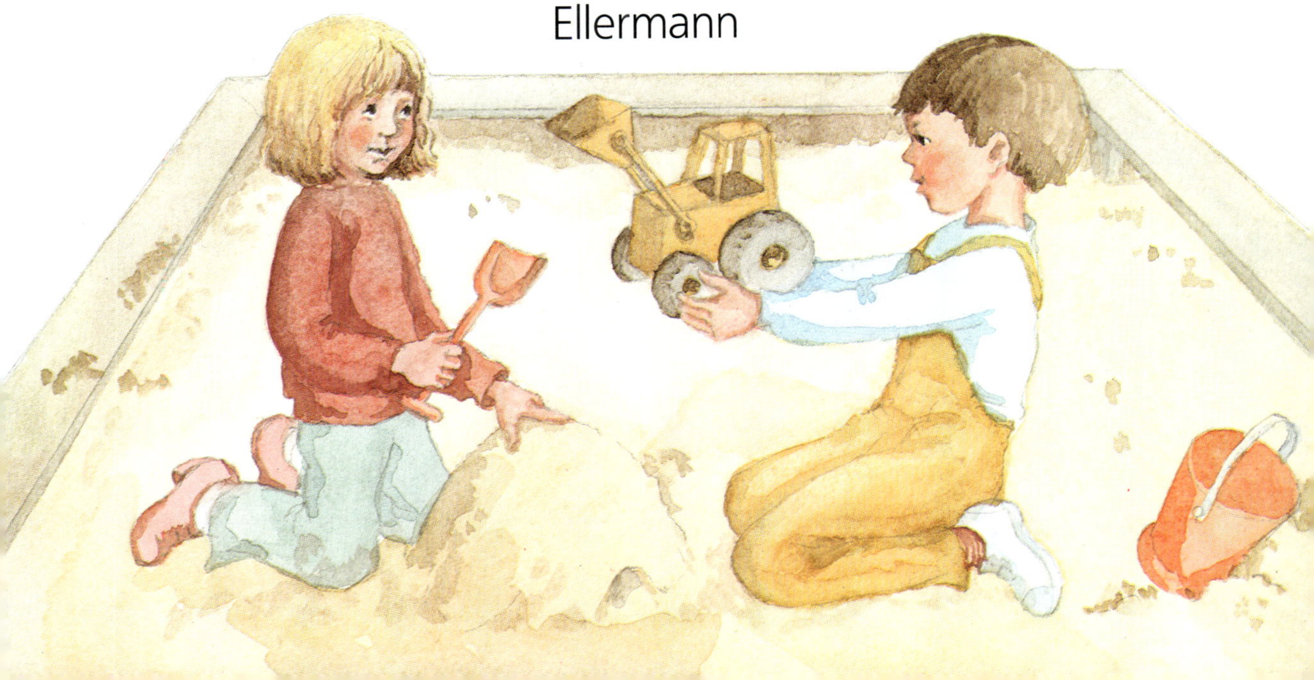

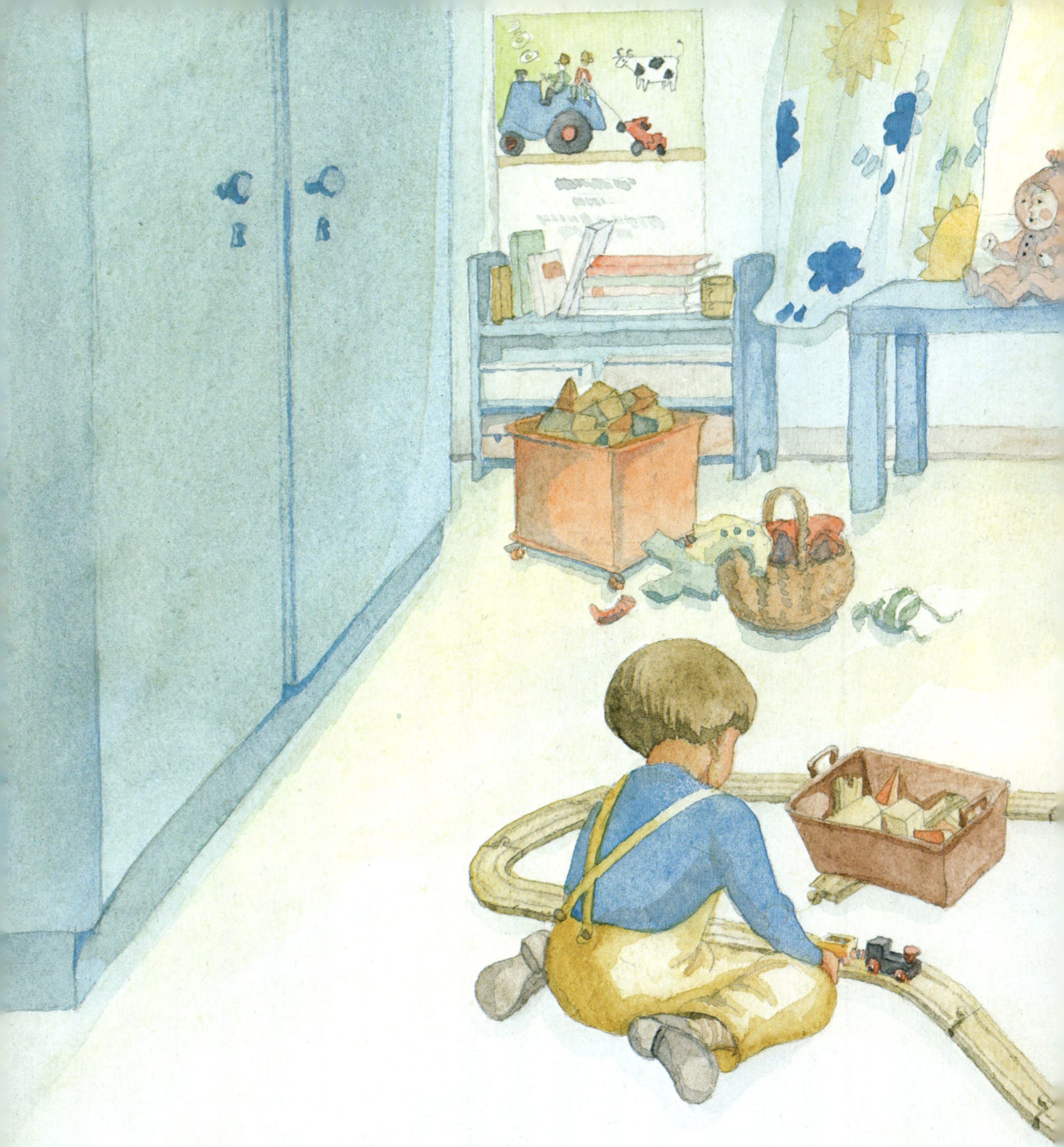

Lisa ist sechs Jahre alt und geht schon in die Schule. Peter
ist Lisas bester Freund. Sie spielen oft zusammen.

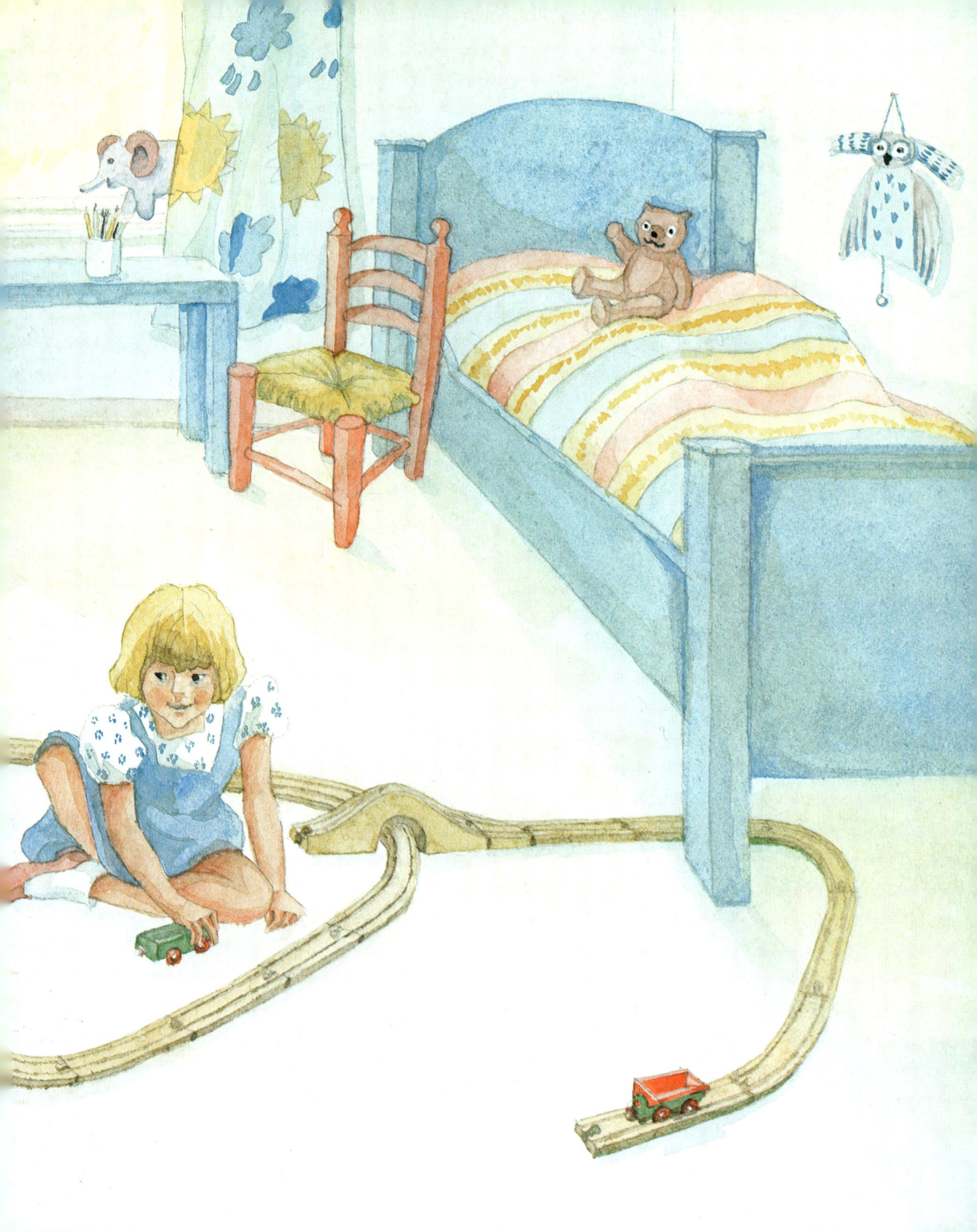

Jeden Morgen frühstückt Lisa gemeinsam mit ihren Eltern.
Eines Tages liest Papa ihr aus der Zeitung vor, daß ein Kind entführt worden ist.
Dann sagt er: »Geh nie mit einem Fremden mit!
Mach die Haustür nicht auf, wenn du allein bist!
Steig nie zu einem Fremden ins Auto ein!
Nicht alle Erwachsenen meinen es gut mit Kindern. Es gibt auch Menschen, die versuchen, Jungen und Mädchen mit Süßigkeiten und Geschenken zu sich zu locken. Sie halten sie dann fest, ziehen sie vielleicht aus und tun ihnen sehr weh.«
Lisa will sich das gut merken.

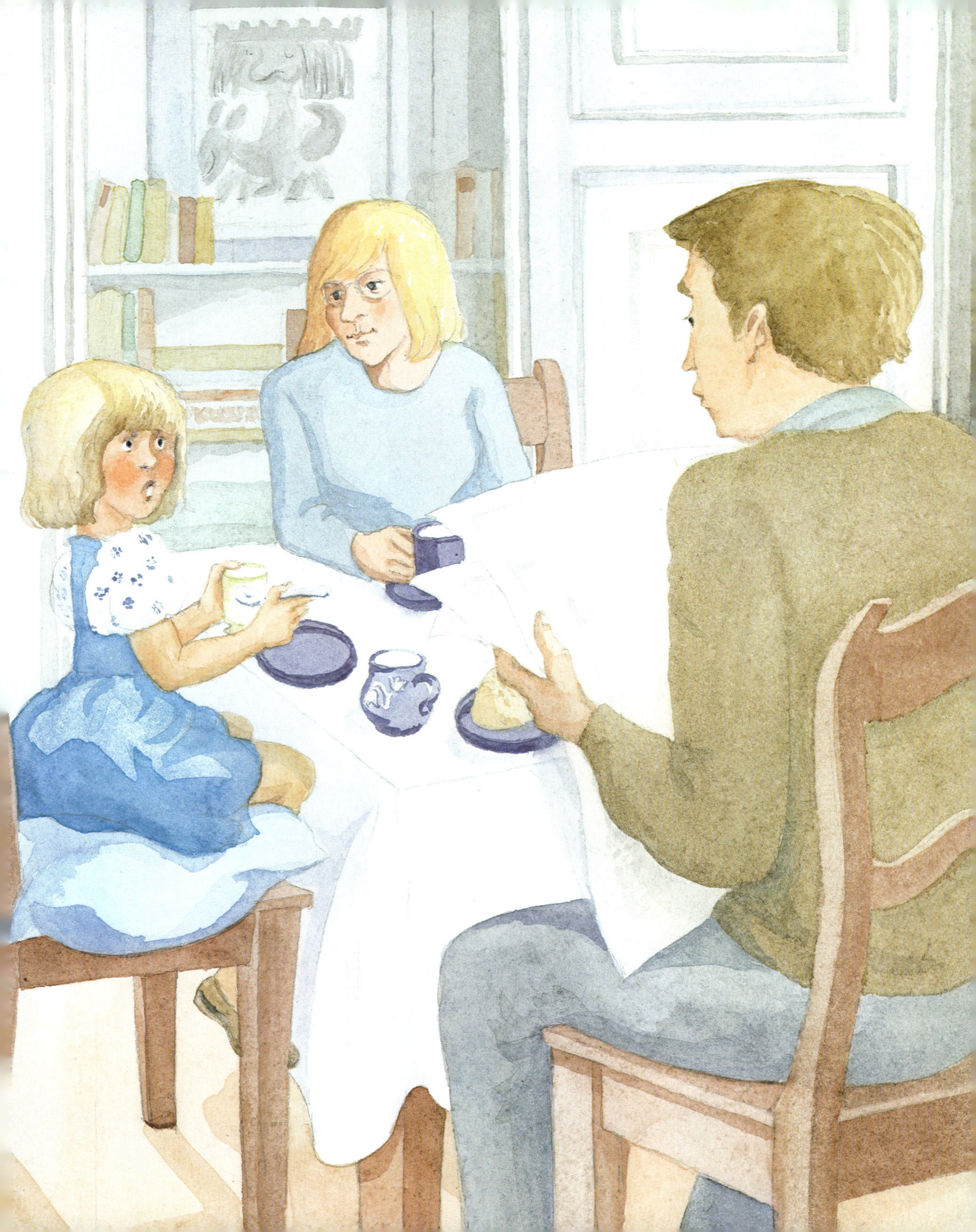

Als sie eines Tages von der Schule nach Hause geht, hält ein Auto neben ihr.
Der Fahrer sagt freundlich: »Schau mal, ich hab' etwas Schönes für dich! Magst du mitkommen?«
Aber Lisa steigt nicht ein.

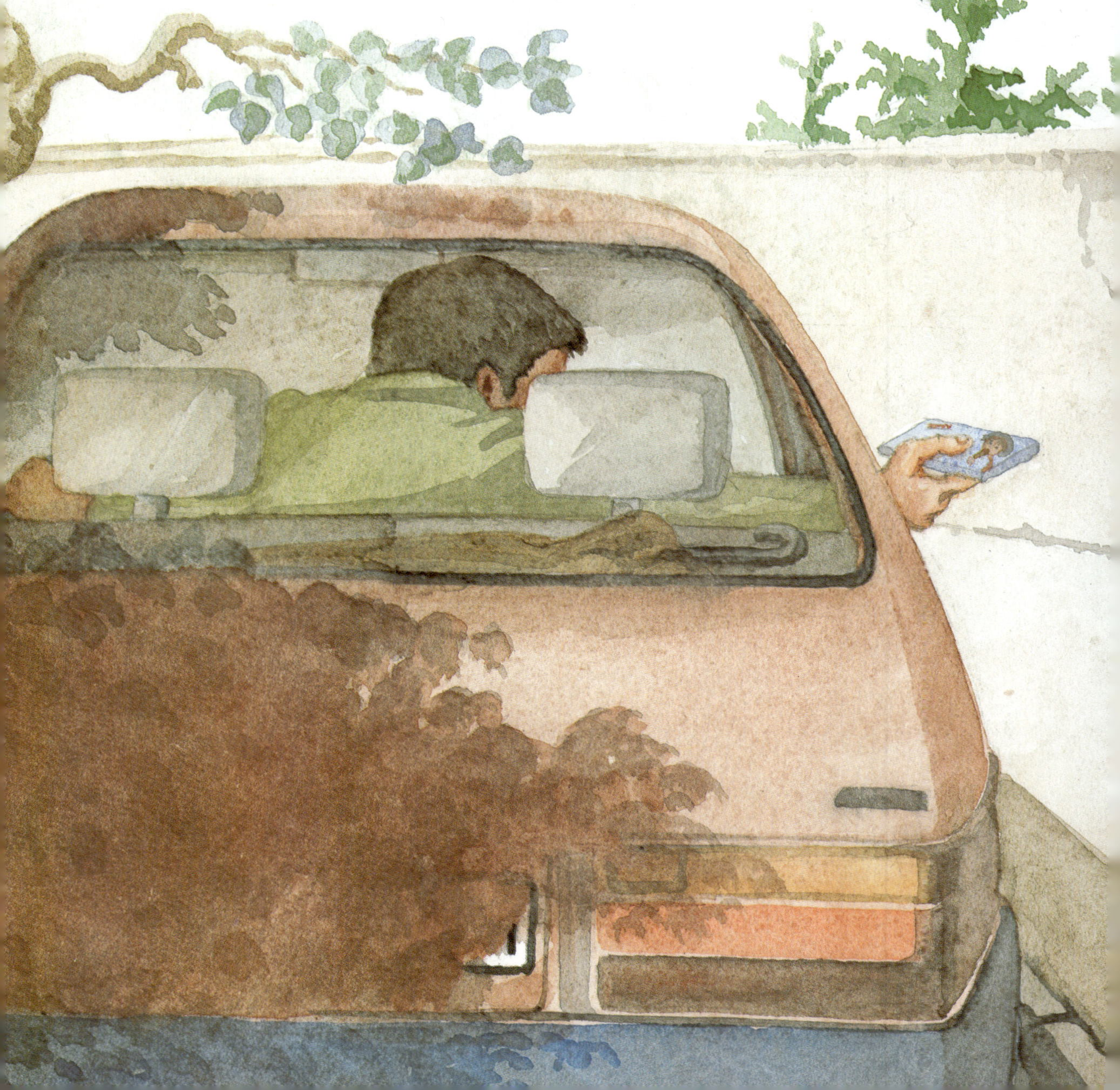

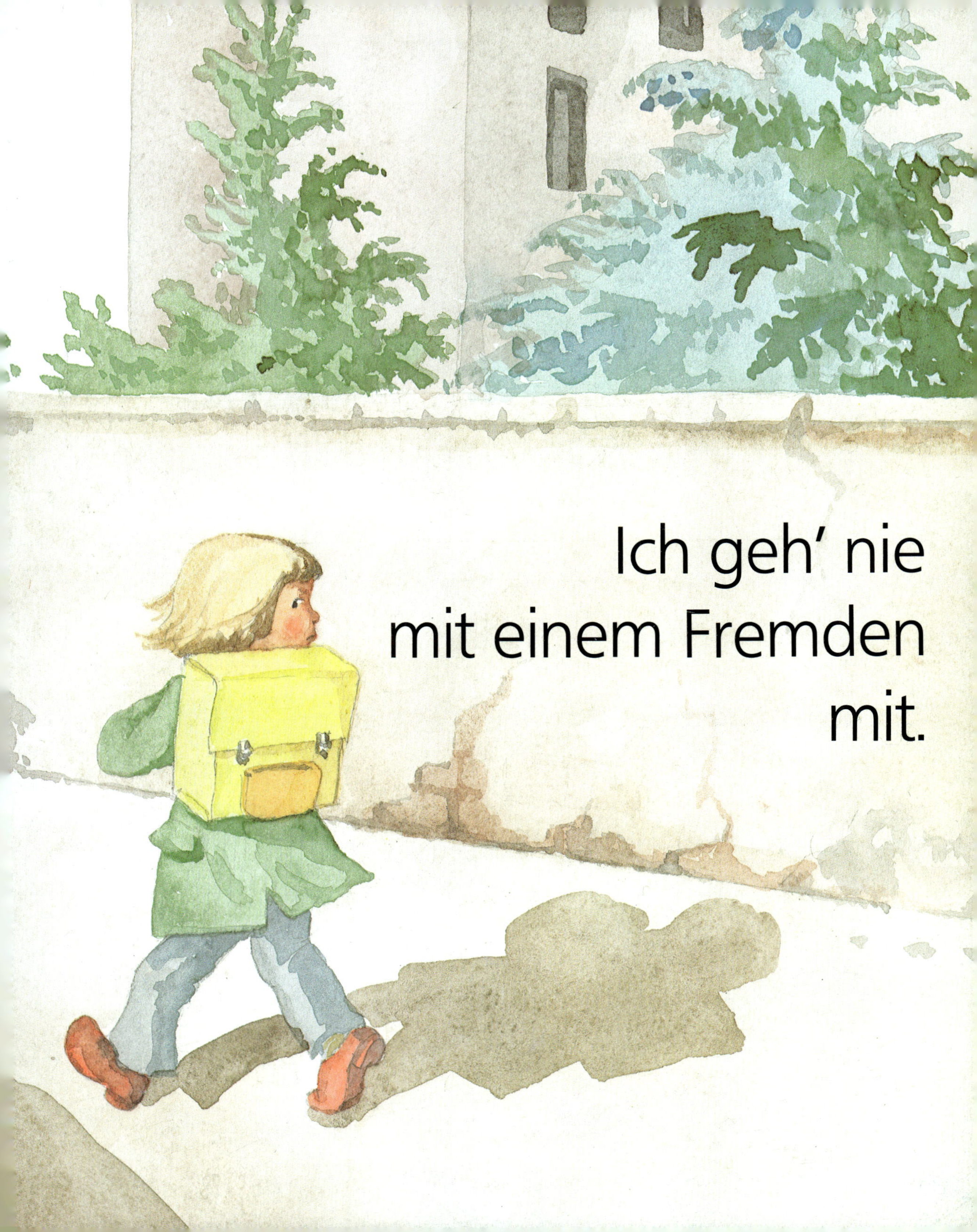

Ich geh' nie
mit einem Fremden
mit.

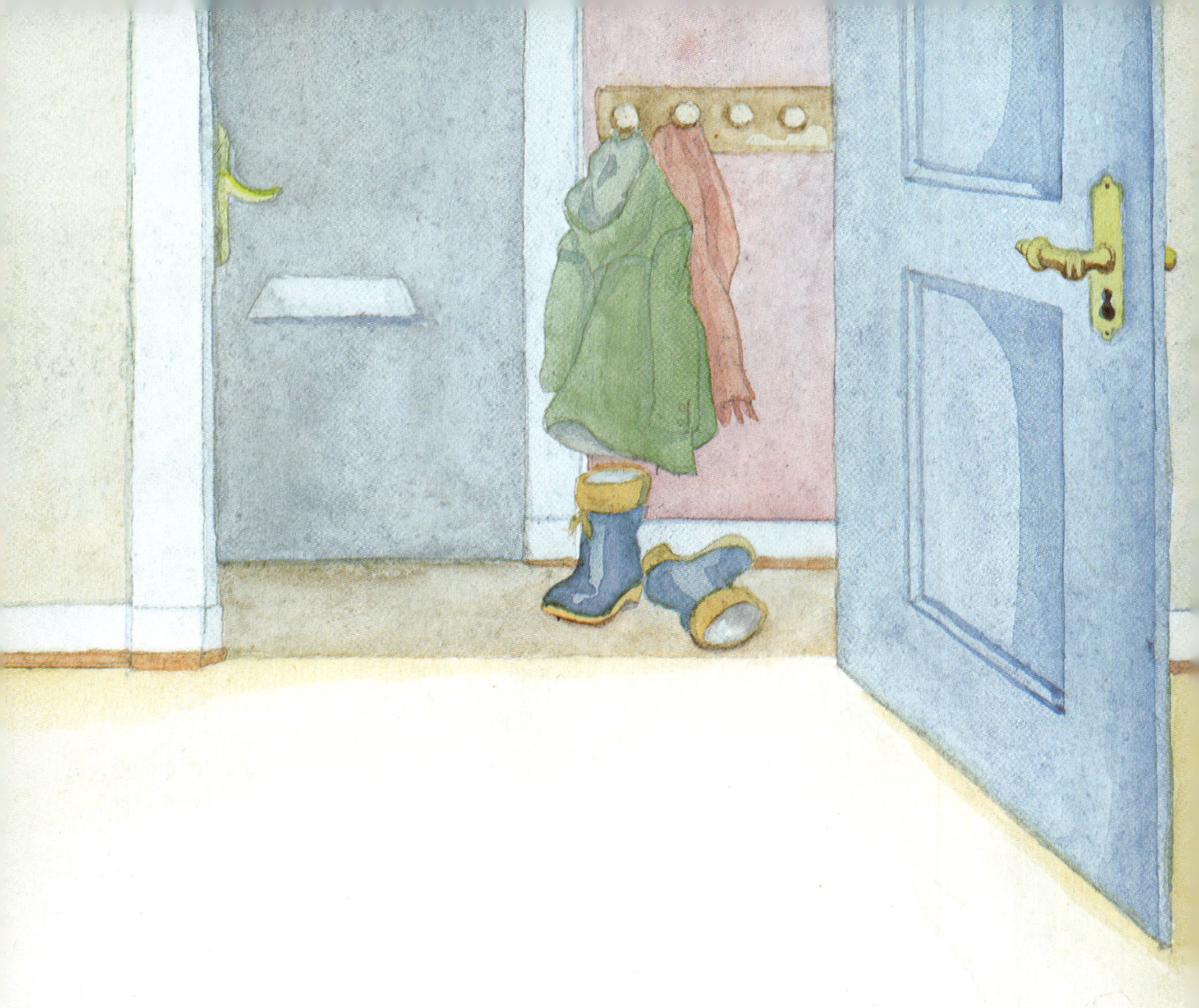

Einmal geht Lisas Mama zum Einkaufen.
Lisa will lieber weiter mit ihrer Eisenbahn und dem Teddy spielen. Deshalb bleibt sie allein daheim.
Kurz nachdem die Mutter weg ist, klingelt es plötzlich an der Wohnungstür. Lisa denkt: ›Mama hat doch einen Schlüssel.‹
Sie öffnet die Tür nicht.

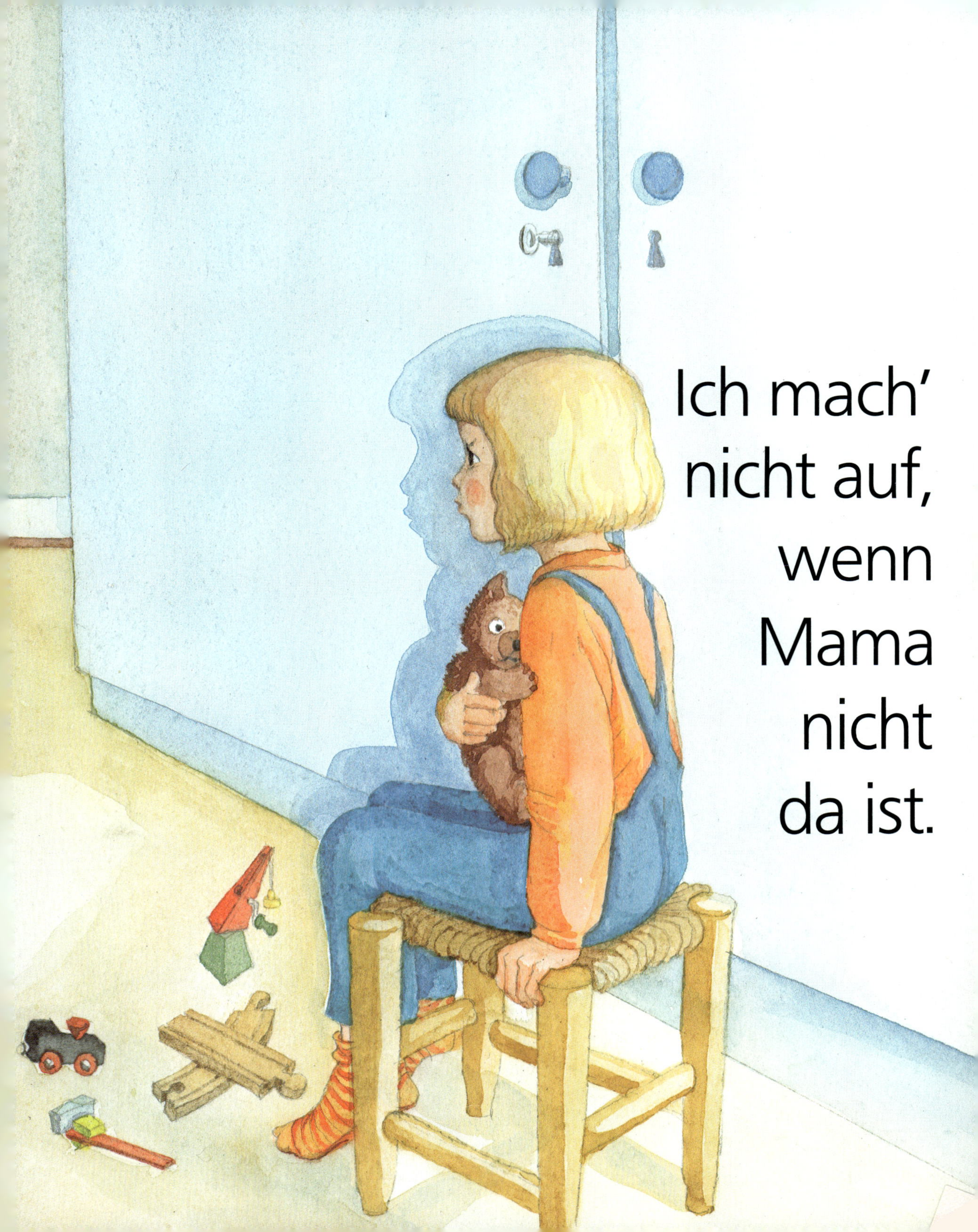

Ich mach'
nicht auf,
wenn
Mama
nicht
da ist.

Einmal bauen Peter und Lisa im Sandkasten eine große Burg.
Ein Mann setzt sich zu ihnen und schaut ihnen lange zu. Die Kinder haben ihn schon oft gesehen. Er hilft ihnen beim Bauen und erzählt von seinen niedlichen kleinen Häschen: »Ich schenke euch eines, wenn ihr mich begleitet!«
Peter mag seine Katze Minka lieber. Doch Lisa wünscht sich schon lange ein Häschen …

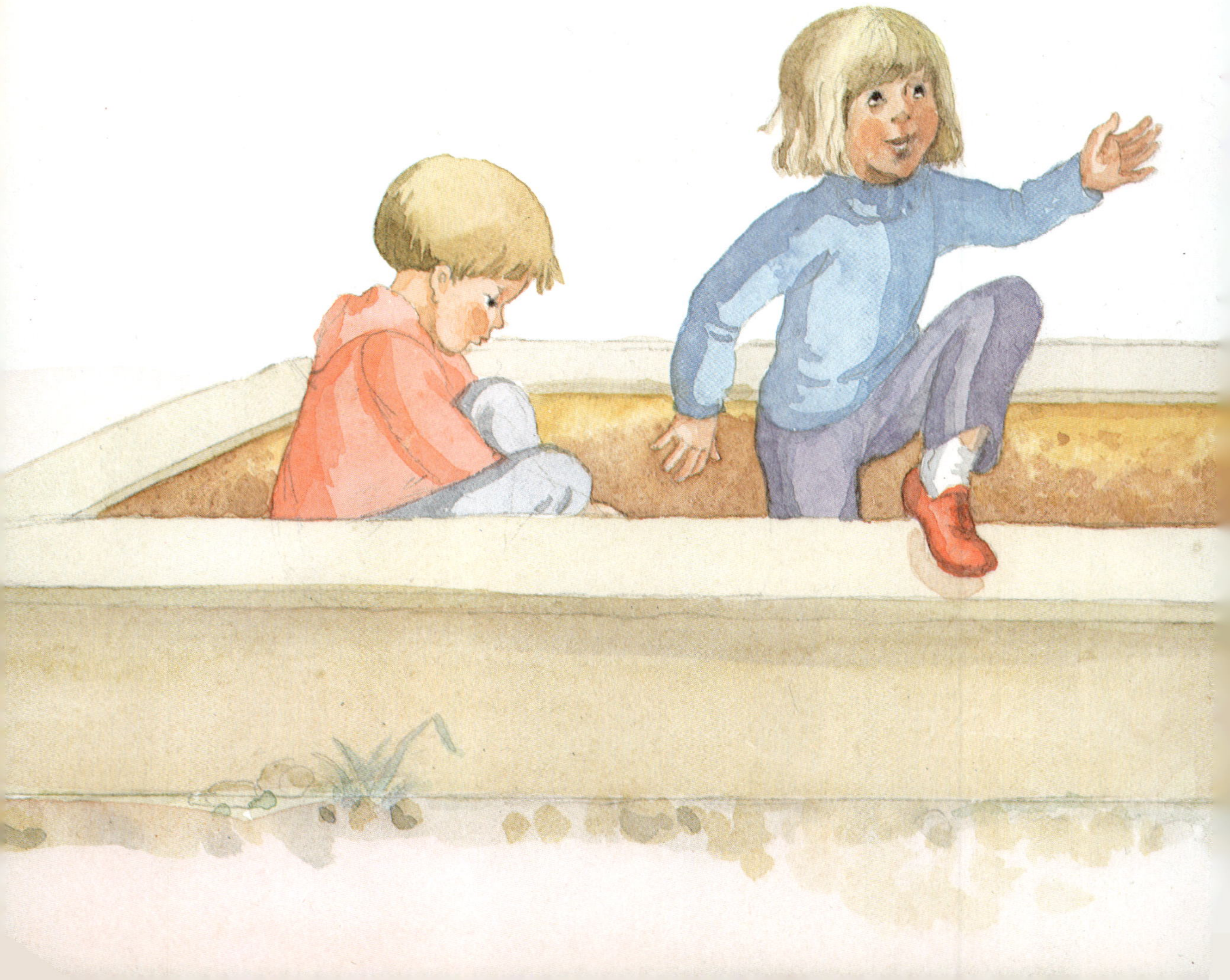

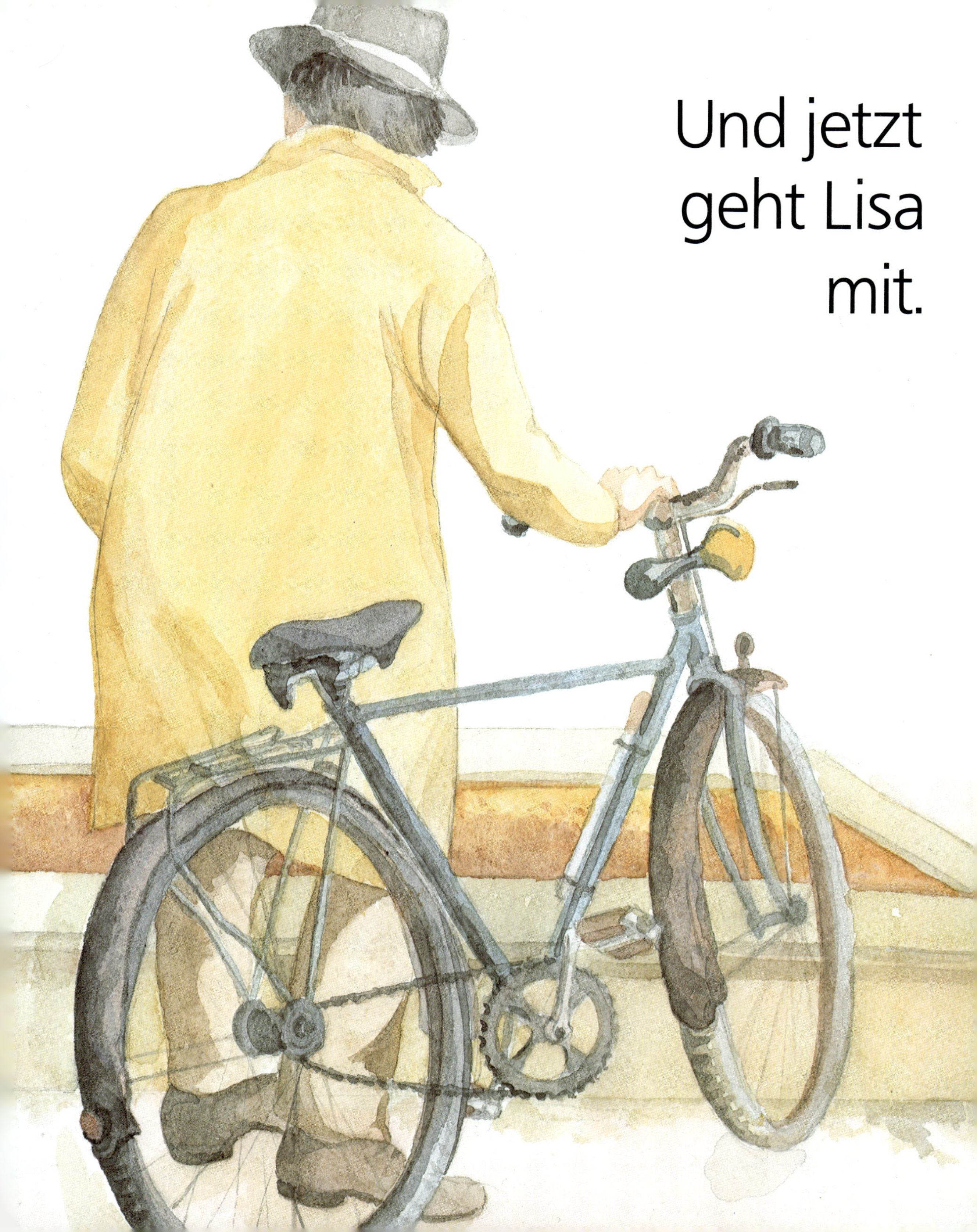

Und jetzt
geht Lisa
mit.

Der Mann hält Lisa ganz fest an der Hand. Sie muß laufen, weil er so große Schritte macht. Er sieht gar nicht mehr freundlich aus. Bald kommen sie zu seinem Haus. »Wo sind denn die Häschen?« fragt Lisa ängstlich.
Die Haustür fällt hinter ihnen zu.

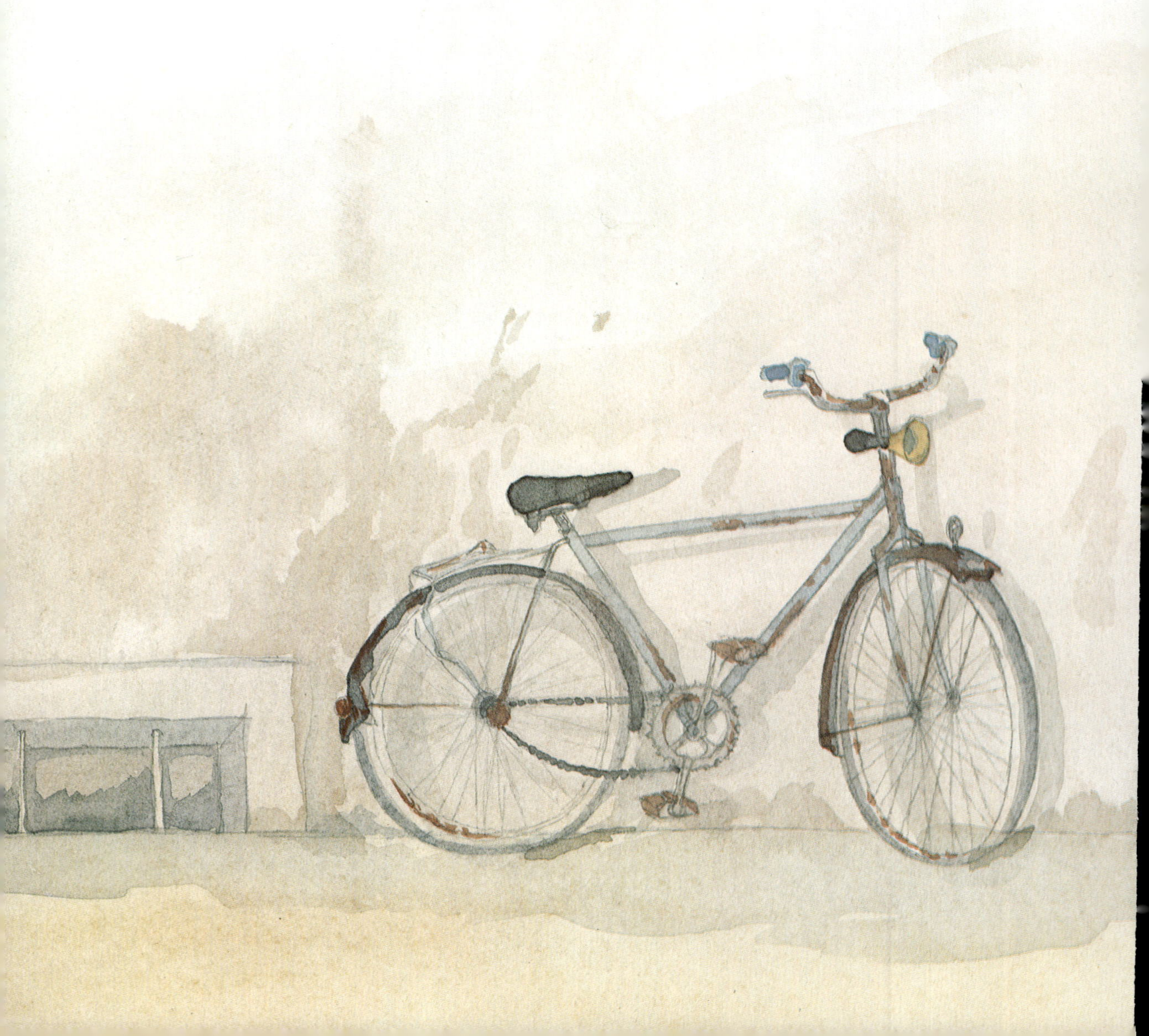

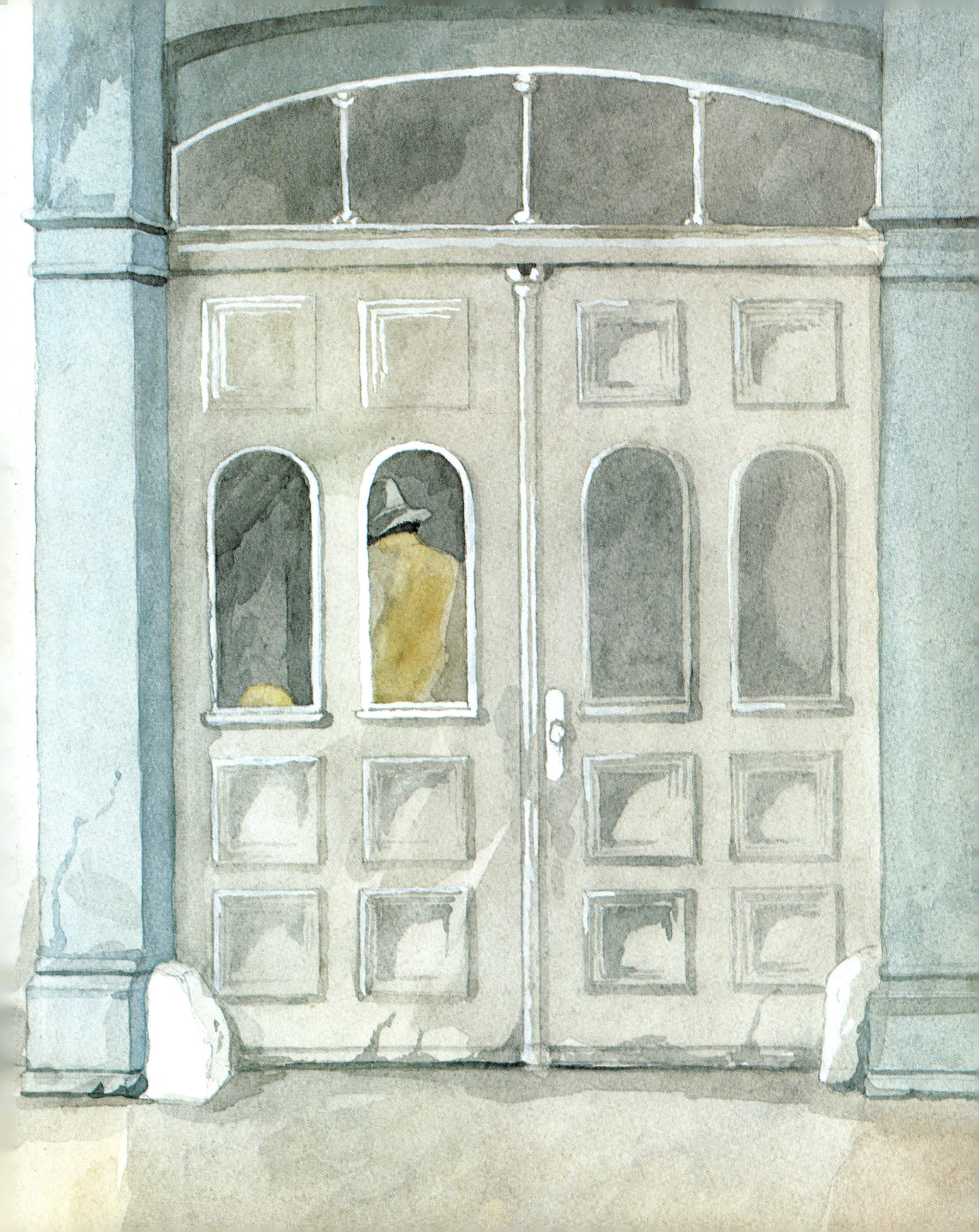

Es sind keine Häschen da – er hat gelogen.
Lisa hat furchtbar Angst und weint und schreit nach ihrer Mama.
Doch niemand hört sie.
Der große Mann kommt immer näher auf Lisa zu und hält sie fest.

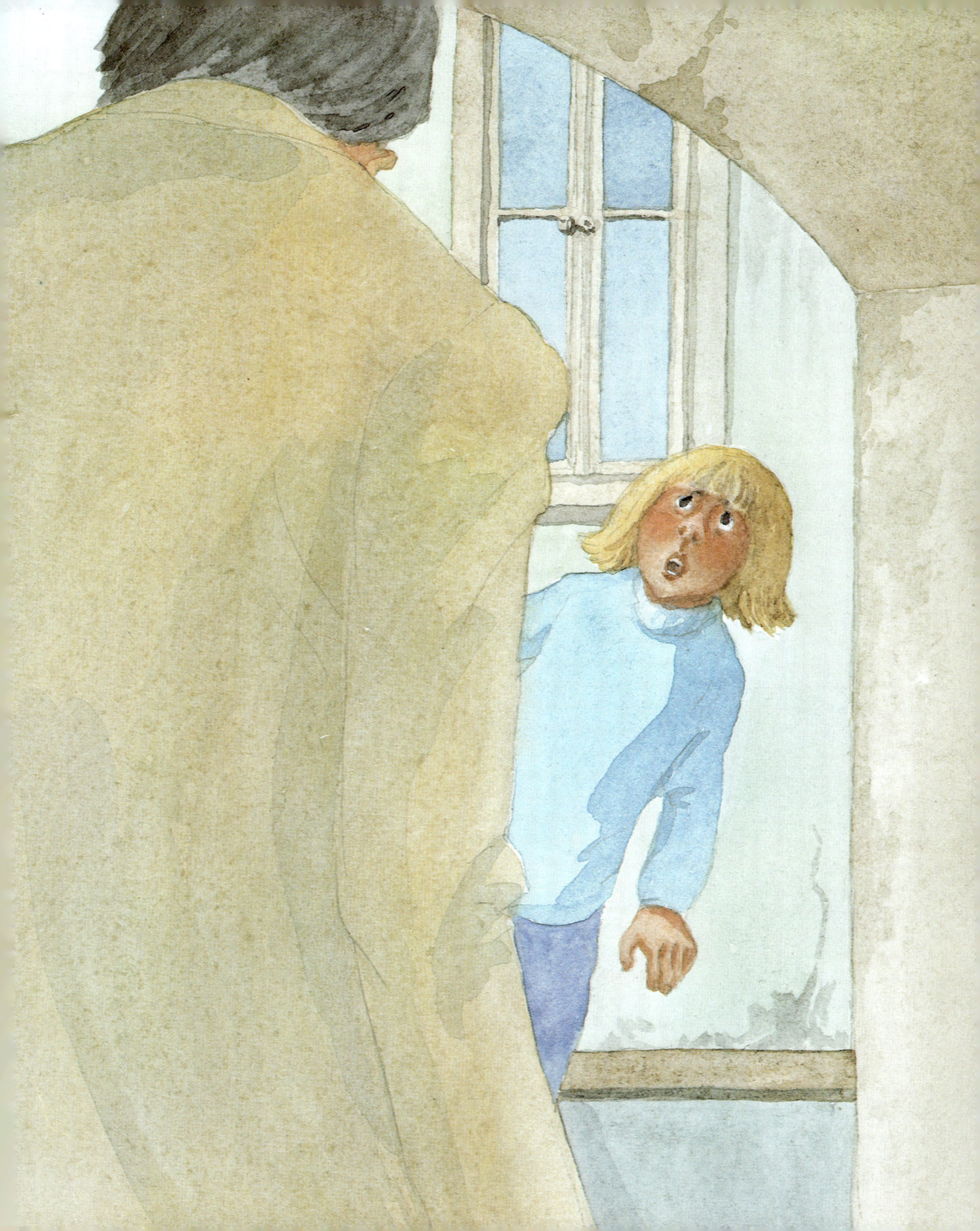

Inzwischen sitzt Peter allein im Sandkasten und mag nicht weiterspielen. Er läuft zu Lisas Eltern und erzählt, daß Lisa mit einem Mann mitgegangen ist. Papa ruft sofort die Polizei an.
Nach wenigen Minuten hören sie das Polizeiauto.
Peter kann den Polizisten genau sagen, wie der Mann aussieht und daß er ein rostiges Fahrrad mit einer Hupe dabeihatte. Er erinnert sich, in welche Richtung der Mann mit Lisa gegangen ist.

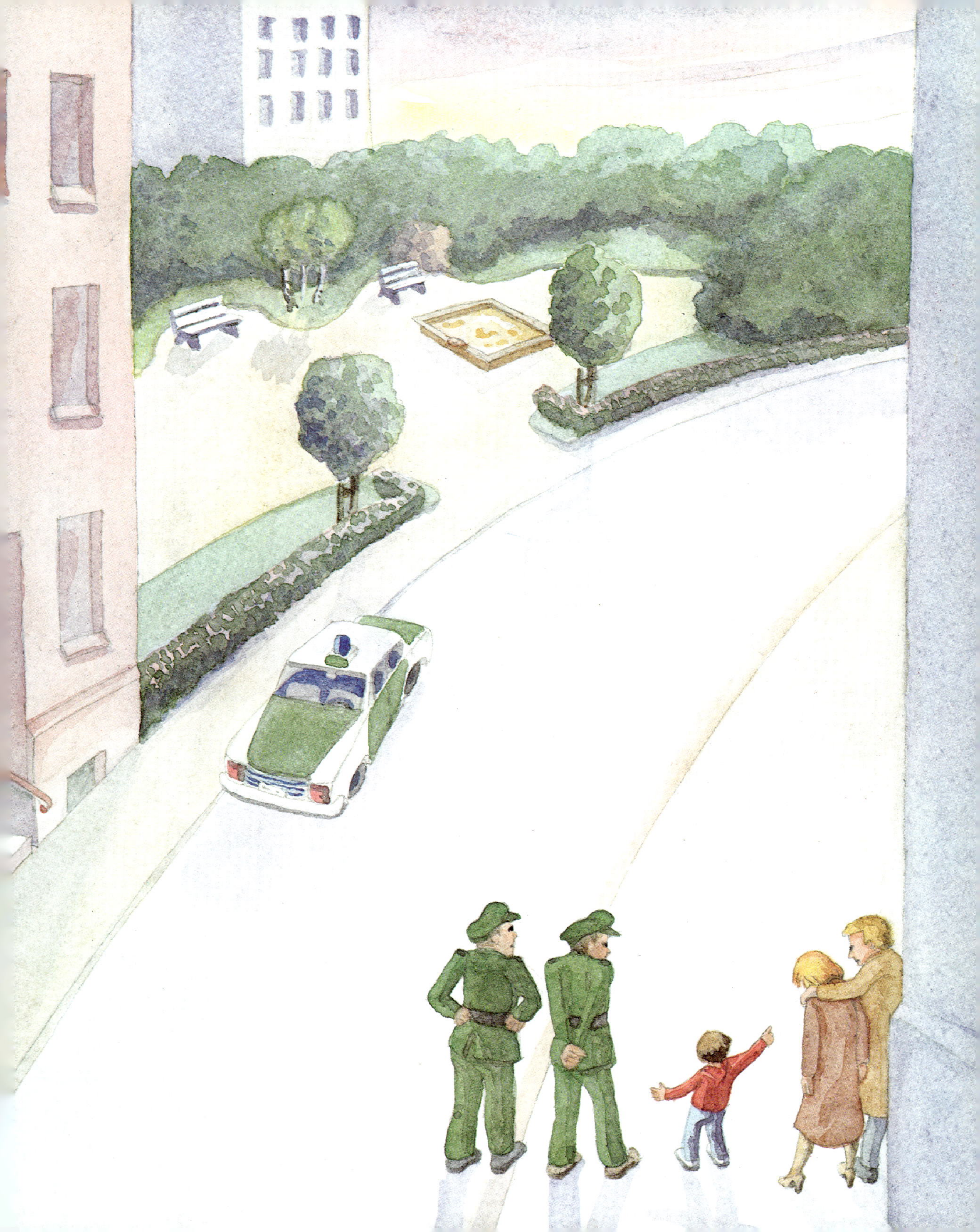

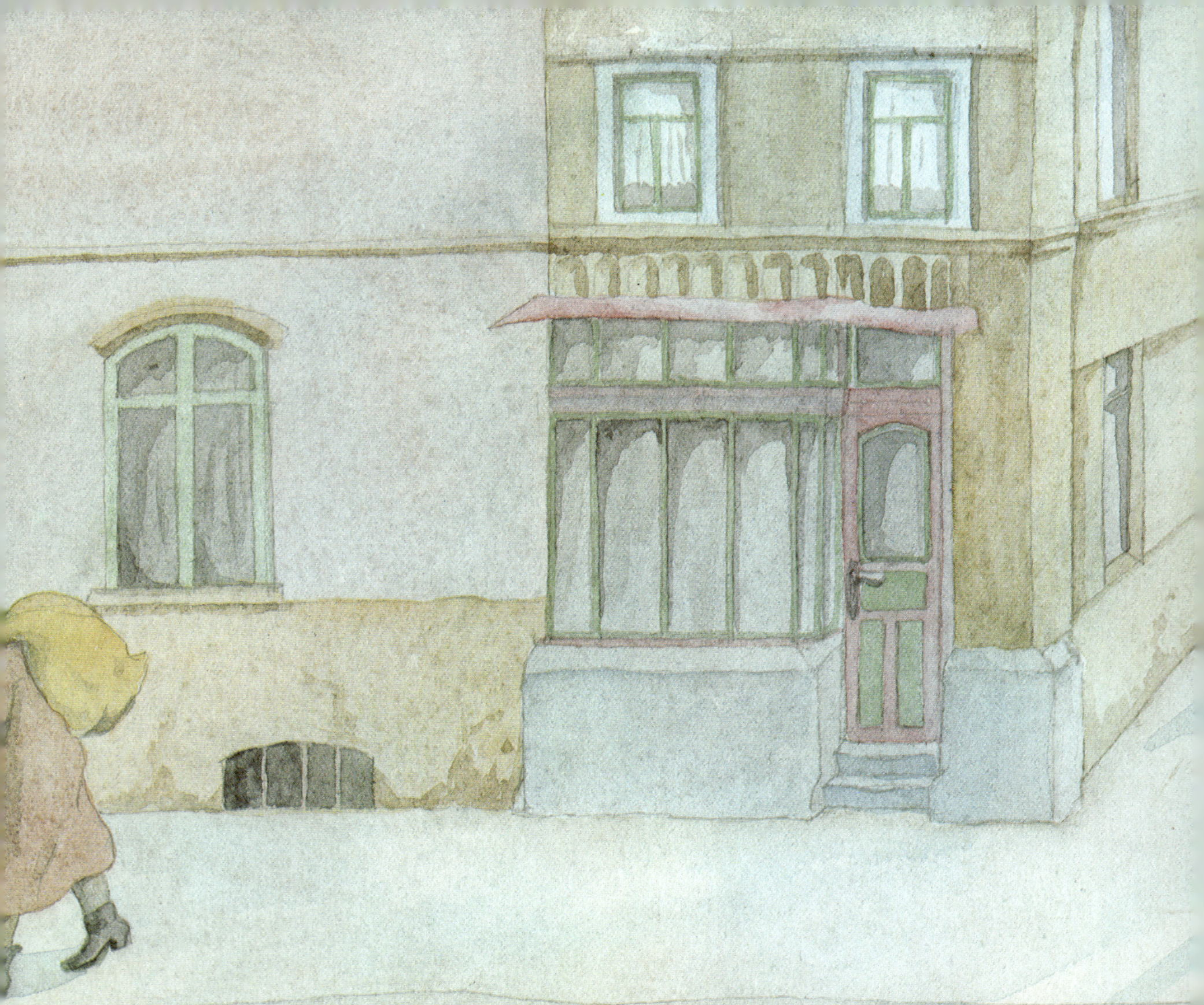

Schnell fahren die Polizisten mit den Eltern und Peter los. Es dämmert schon. Gemeinsam suchen sie die dunklen Straßen ab. Die Eltern sind verzweifelt.
Plötzlich entdeckt Peter das alte Rad mit der Hupe, das an einem Haus lehnt.

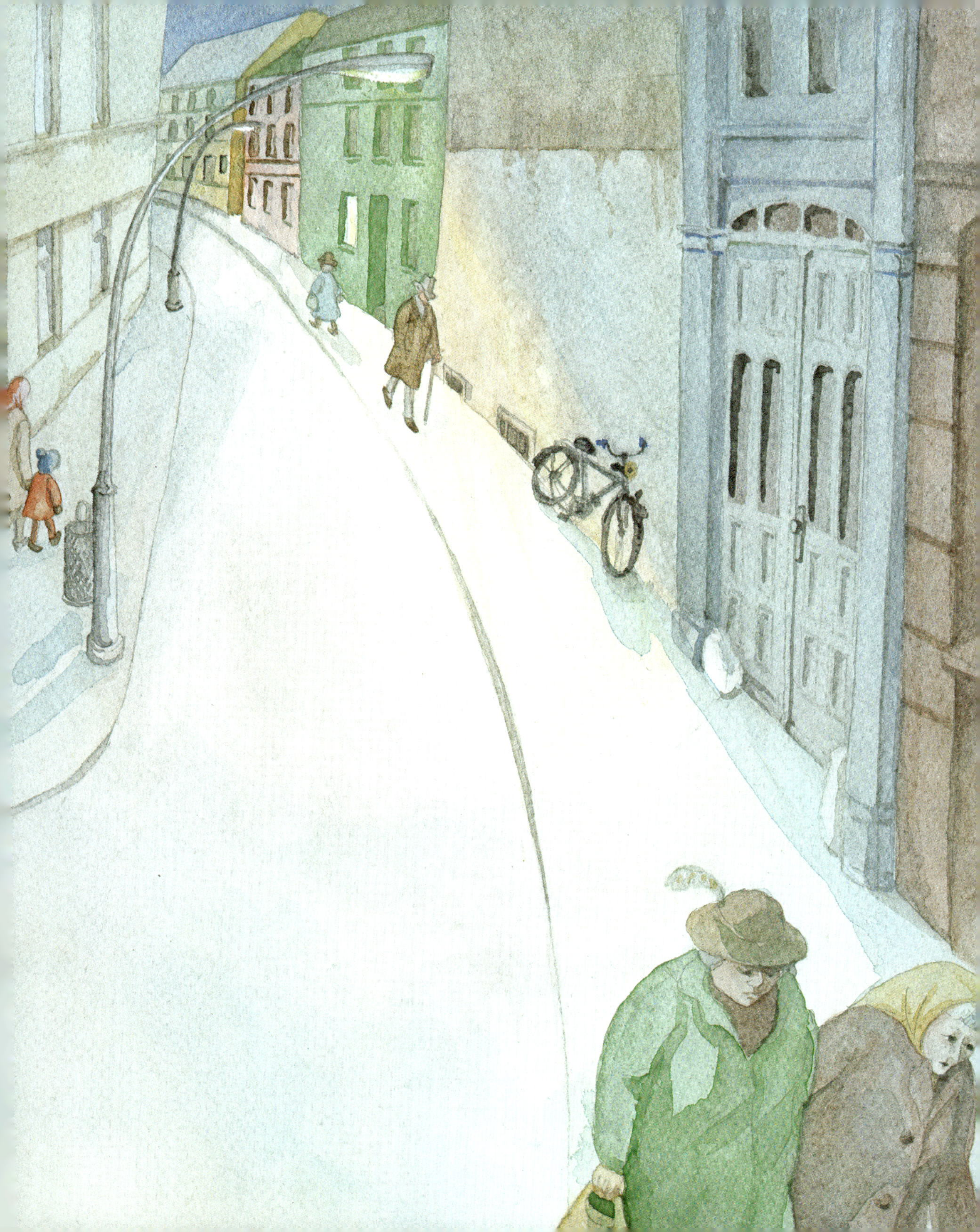

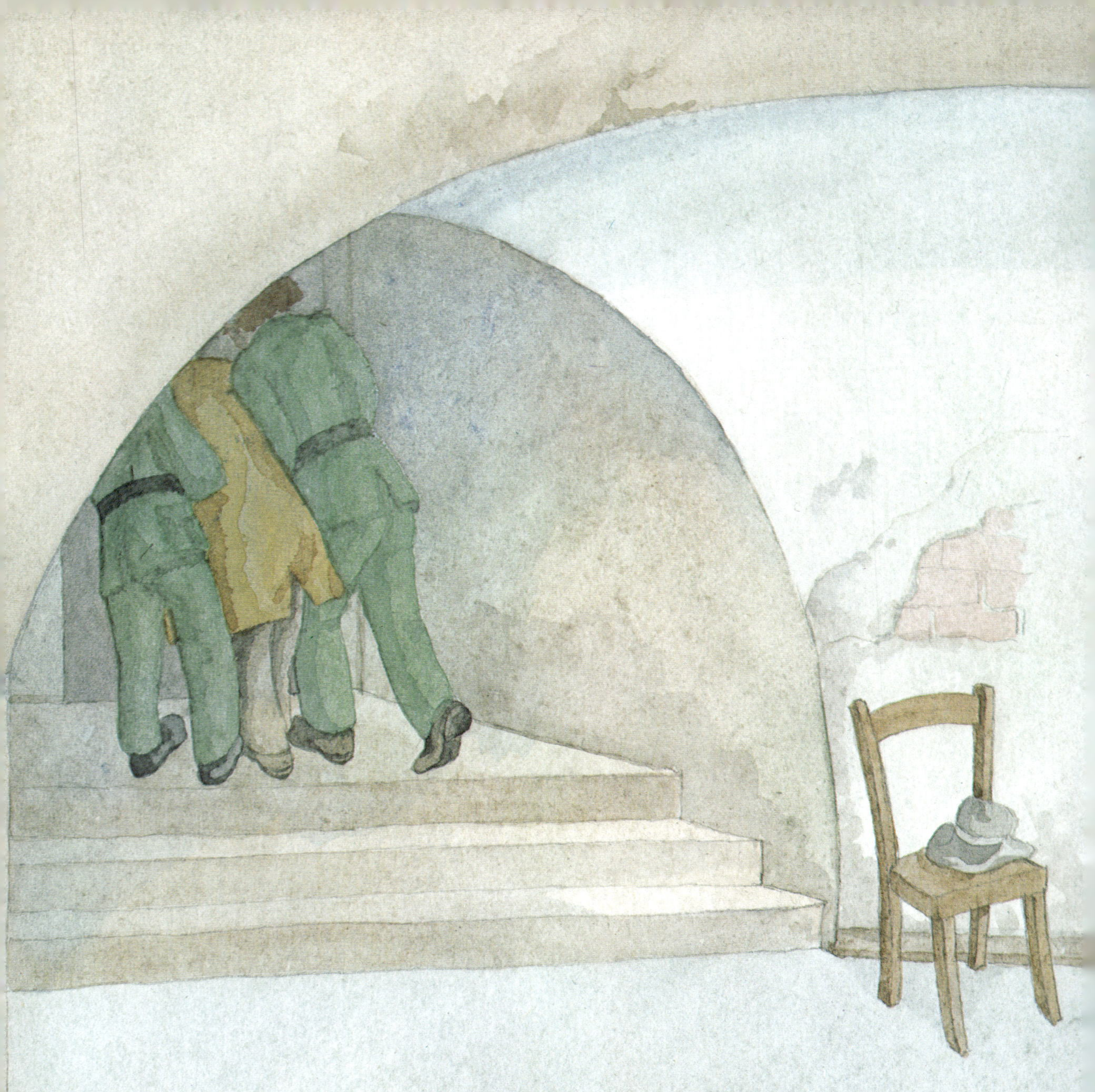

Die Polizisten stürmen in das Haus. Zum Glück finden sie Lisa gleich. Lisa ist ganz verstört.
Erst als die Mama sie in ihren Armen hält, beruhigt sie sich.
Den Mann nehmen die Polizisten auf die Wache mit.

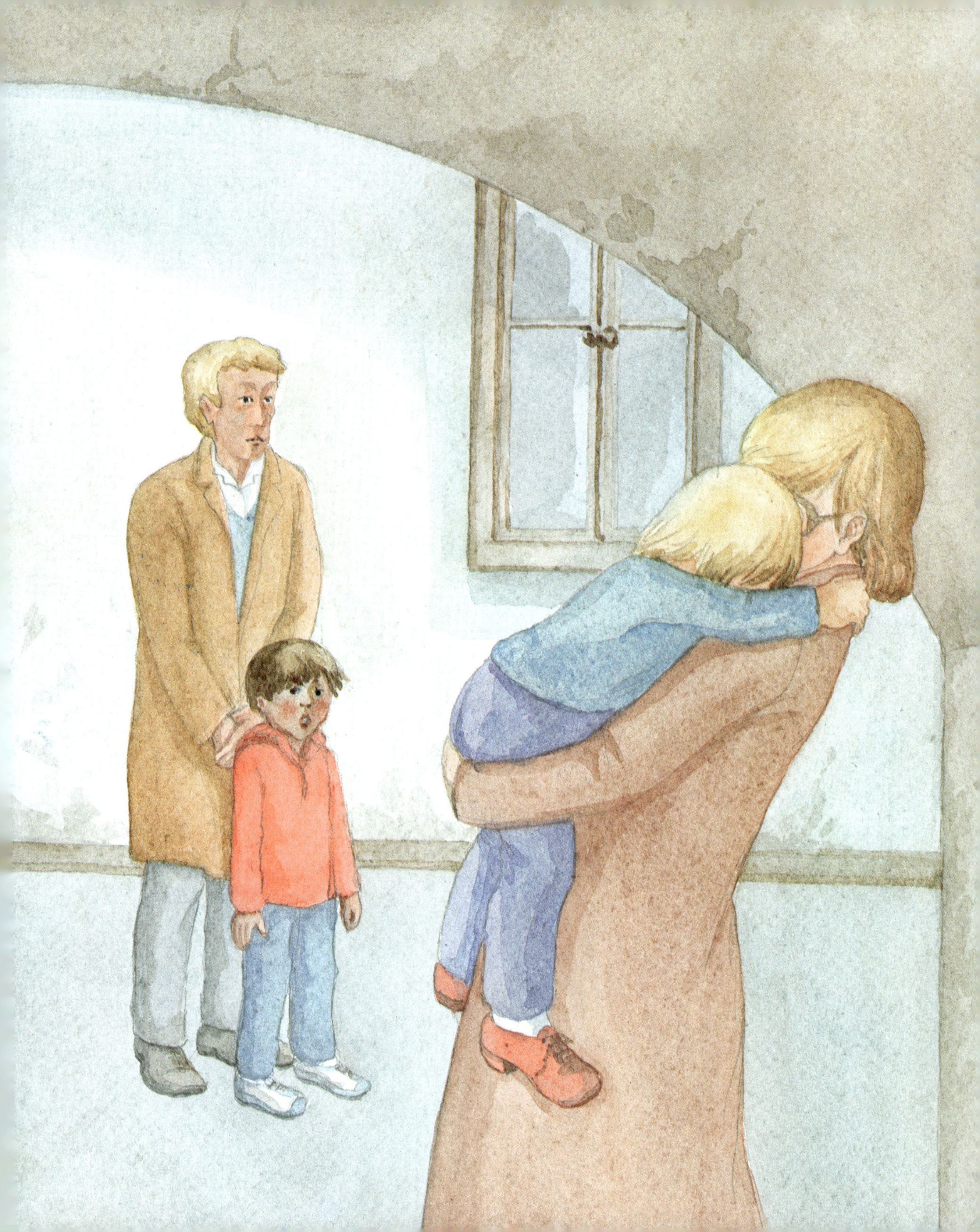

Peter ist sehr stolz, als Lisas Eltern ihn loben und sich bedanken, daß er so gut aufgepaßt hat. Dann verlassen sie zusammen schnell das düstere Haus und begleiten Peter heim.

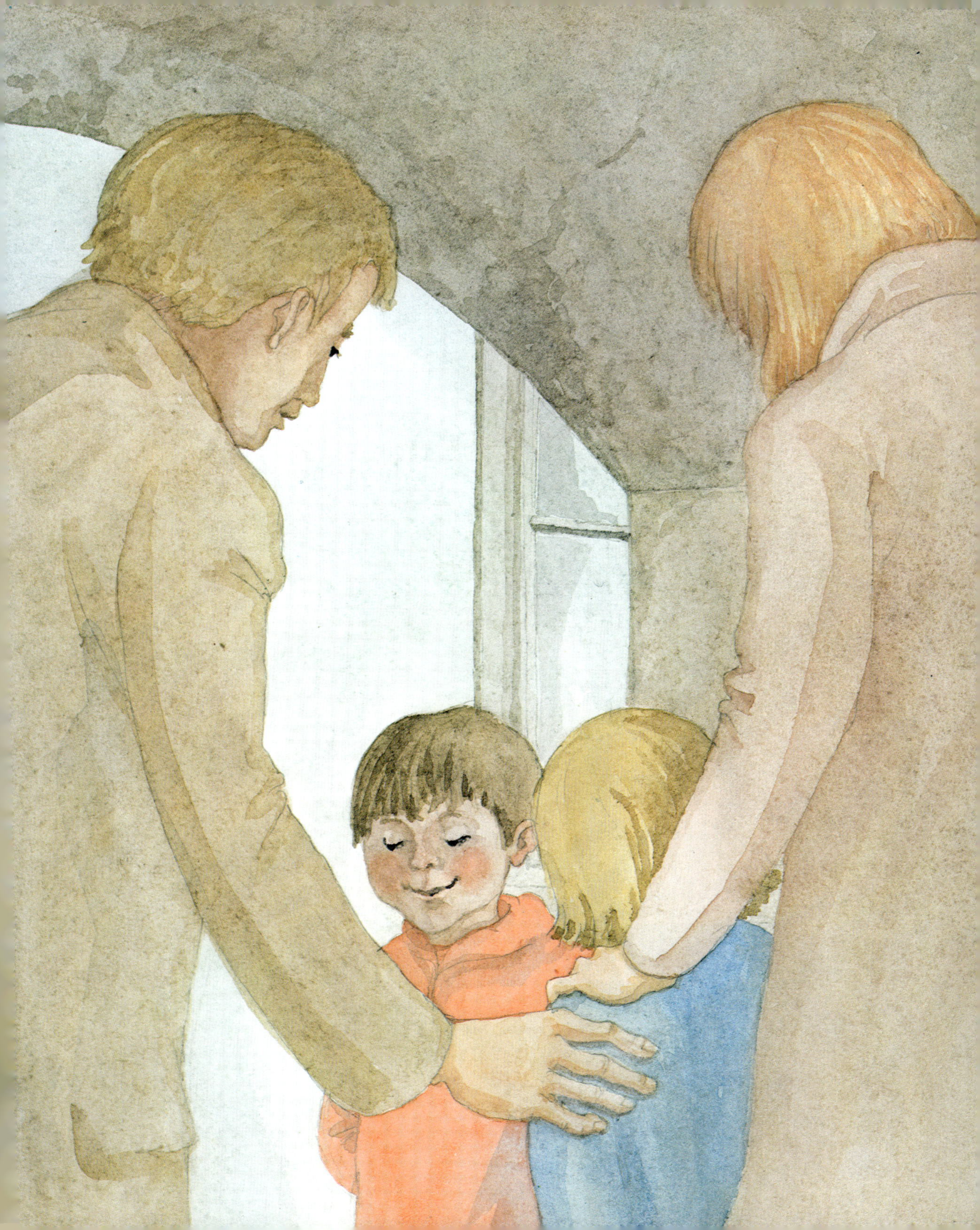

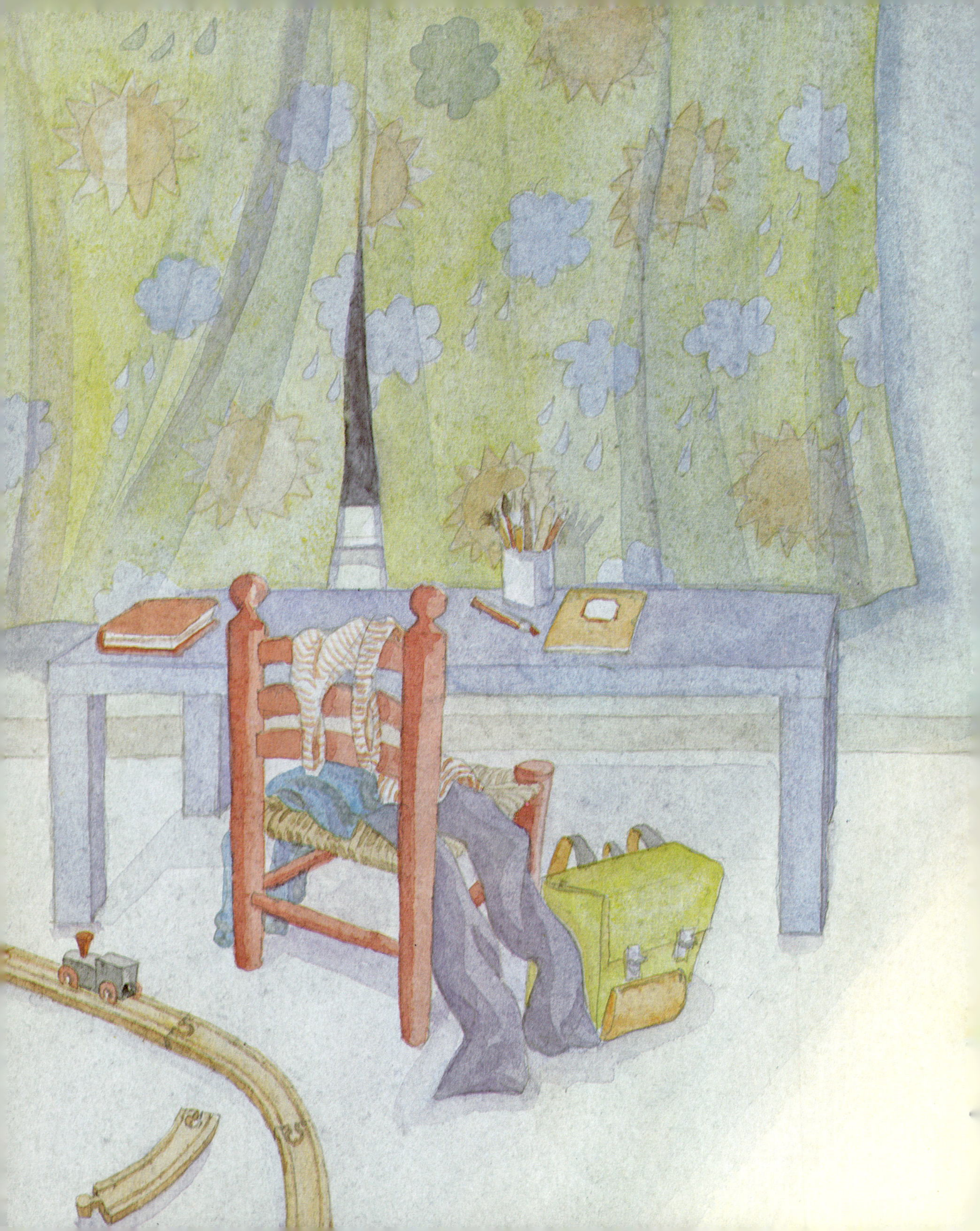

Nie wieder
geh’ ich mit
einem Fremden
mit!

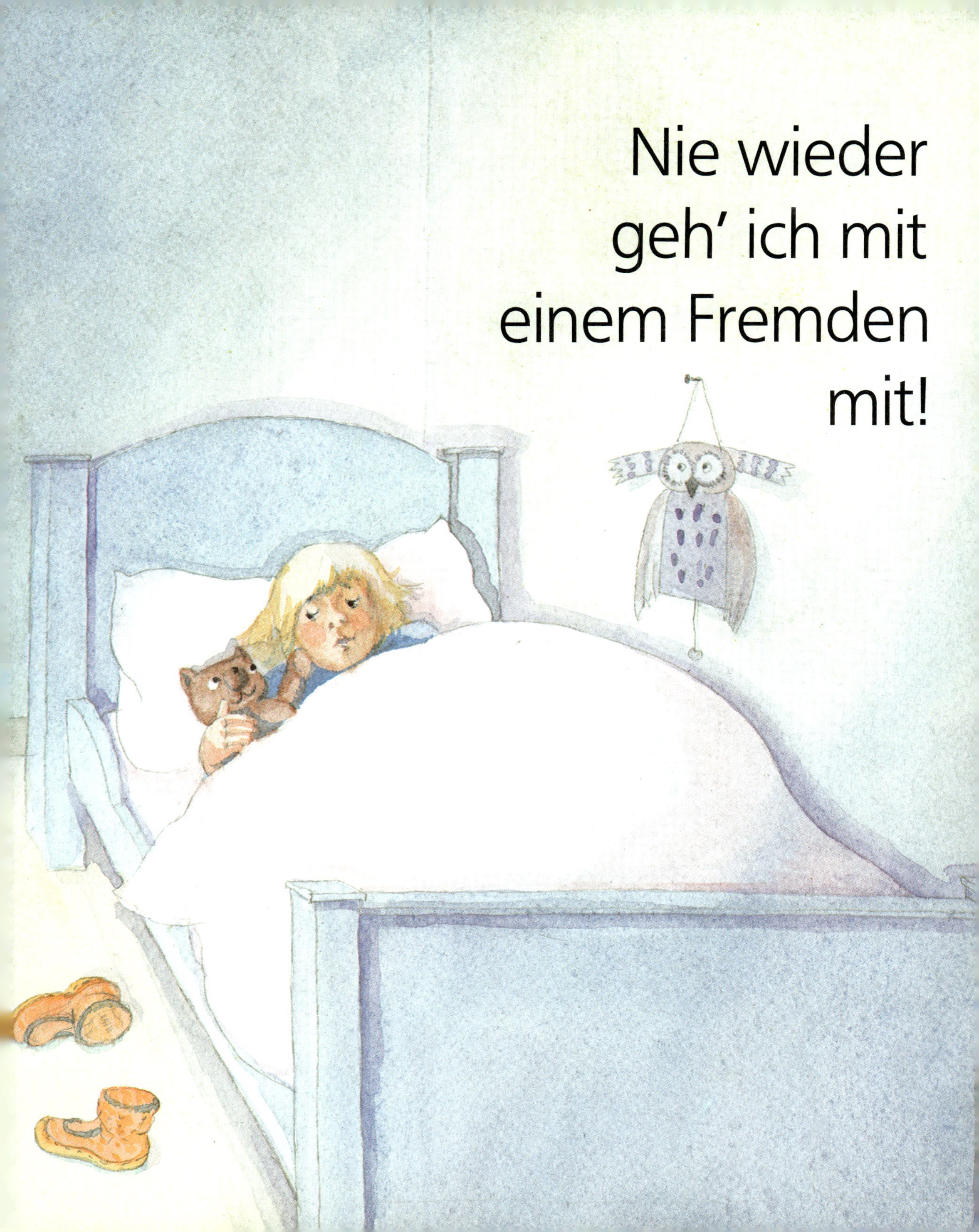